Câncer de mama
COMO PREVENIR

Apresentação

Nas últimas décadas, o câncer de mama é uma das doenças que mais tem atraído a atenção da sociedade e da comunidade médica. É importantíssimo ter um diagnóstico precoce, isto é, detectar o problema no início, para facilitar o tratamento e aumentar as chances de cura.

A situação é séria não só no Brasil, como no mundo todo, pois esse tipo de câncer se tornou um dos mais freqüentes – atinge uma em cada dez ou doze mulheres. É o tumor que mais mortes causa entre a população feminina. Mas se você estiver atenta ao auto-exame (que ensinamos neste livro), às consultas ginecológicas e aos exames complementares, como mamografia e ultra-sonografia, poderá detectar qualquer problema no início, facilitando o tratamento e a cura.

Afaste a sombra do medo e faça uma consulta anual e os exames recomendados – quando se trata de saúde, nada deve ser adiado. Em casa, fique atenta: examine-se no espelho, faça a palpação para verificar se houve alguma alteração no corpo. Em caso positivo, procure imediatamente o médico. Deixe o fantasma do câncer de lado: se você agir, será mais rápida que ele e ganhará a corrida, vencendo com saúde.

Maria da Penha Barbato
Doutora em medicina
especializada em Ginecologia

Sumário

Conheça o seu corpo 3
O auto-exame 5
Aspectos nutricionais relacionados ao cancêr 9
Mamografia 10
Ultra-sonografia 11
A prevenção 11
Alimentação 12
Nódulos e cistos 16
A biópsia 17
O diagnóstico 18
O câncer de mama 19
Novas descobertas 20
Diagnóstico precoce 20
Fatores de risco 21
Histórico familiar 23
Os benefícios da amamentação 24
O tratamento 24
Cirurgia 25
Radioterapia 26
Quimioterapia 26
Hormonioterapia 27
Recuperação 28
Programa de exercícios 28
Aspectos psicológicos 31

Autora: Silvana Salerno
Consultora: Dra. Maria da Penha Barbato
Ilustrações e diagramação: Roberto Alvarenga
Capa: inc. design editorial
2002 Editora Melhoramentos Ltda.
Caixa Postal 2547 – CEP 01065-970 – São Paulo – SP – Brasil
Edição: 5 4 3 2 1 ® Ano: 2005 04 03 02
ISBN: 85-06-03503-1
Impresso no Brasil

Conheça o seu corpo

À primeira vista, saúde e autoconhecimento não têm relação entre si. Mas, se você parar e refletir, verá que são fatores mais próximos do que se imagina: à medida que conhecemos melhor o corpo, começamos a perceber as alterações que nele ocorreu e, com o auxílio do médico, podemos identificá-las adequadamente.

Pois bem, vamos agora conhecer uma das partes mais importantes do nosso organismo.

As mamas são órgãos glandulares sensíveis aos estímulos neuro-hormonais. Ao mesmo tempo que se destinam à produção de leite, têm grande valor estético e emocional: símbolo da feminilidade, são parte integrante da beleza e da sexualidade da mulher, e representam uma das principais zonas erógenas do corpo.

Seio é o nome da área em que ficam as mamas, e, popularmente, esse nome passou a englobar tudo: na verdade, o que chamamos de seios são as mamas.

Até a puberdade, as mamas têm a mesma aparência em ambos os sexos. A partir dos 10 ou 11 anos de idade, sob a influência dos hormônios, elas começam a se modificar entre as meninas.

A superfície das mamas pode ser dividida em três zonas: periférica, areolar e papilar. A aréola corresponde à parte central. Tem cor rosada na pessoa jovem, tornando-se castanha ou marrom sob atuação hormonal intensa – quando se usa a pílula anticoncepcional ou durante a gravidez. Conhecidas como bicos dos seios, as papilas ficam no centro da aréola (*fig. 1*).

O leite é produzido nos lóbulos mamários, dentro dos alvéolos, e corre por pequeninos dutos que compõem uma grande rede (*fig. 2*). Durante a gravidez, os dutos praticamente do-

Anatomia das mamas

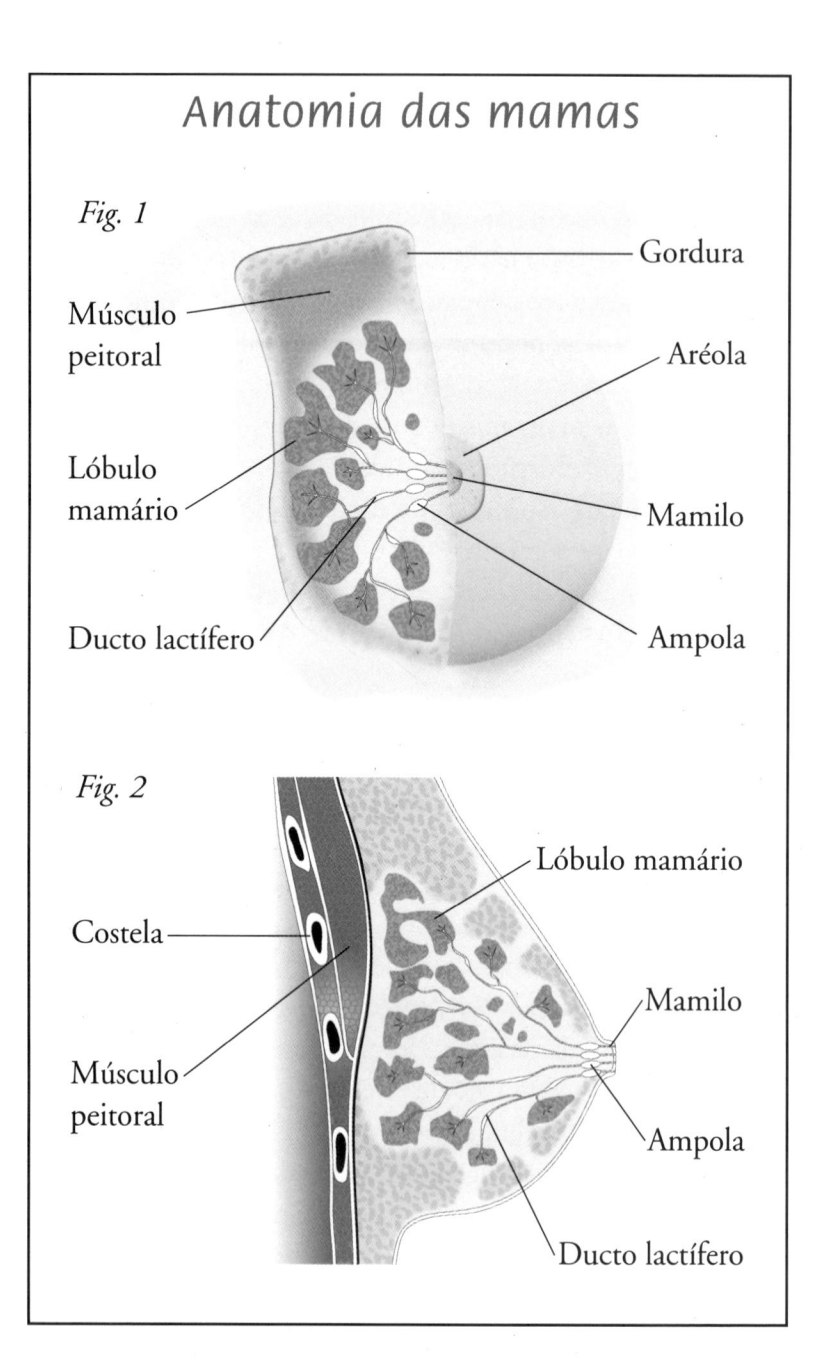

Fig. 1

- Gordura
- Músculo peitoral
- Aréola
- Lóbulo mamário
- Mamilo
- Ducto lactífero
- Ampola

Fig. 2

- Lóbulo mamário
- Costela
- Mamilo
- Músculo peitoral
- Ampola
- Ducto lactífero

bram de tamanho, abrindo espaço para a formação do leite. É nesse período, e durante a amamentação, que as mamas alcançam desenvolvimento máximo.

Depois que o bebê nasce e é amamentado, a mama retoma o tamanho anterior. Após a menopausa, com a diminuição da produção de estrógeno, as glândulas mamárias encolhem-se e são substituídas por gordura, reduzindo o volume da mama.

As mamas são sustentadas pelos músculos peitorais e envolvidas por uma rede de vasos e nódulos linfáticos. Uma camada de gordura preenche o espaço existente entre os lóbulos, os dutos e a pele. Como as mamas estão apoiadas nos peitorais, os exercícios que fortalecem esses músculos são muito importantes para torná-las mais rijas e bem-torneadas.

O auto-exame

Examinar constantemente as mamas é fundamental, pois o diagnóstico precoce do câncer pode salvar sua vida. Por isso, inclua na rotina mensal o exame visual e a palpação. O melhor período para realizar o auto-exame é uma semana após a menstruação. Se você não menstrua mais, escolha uma data – como a do seu aniversário ou a do seu casamento – para memorizá-la com mais facilidade.

Exame visual

1. Observe as mamas no espelho – é importante conhecer bem a sua aparência externa para poder detectar qualquer mudança que possa ocorrer. Levante os braços e abaixe-os lentamente, para perceber se há alguma saliência ou anormalidade; veja como as mamas se movimentam (*fig. 3*).

Fig. 4

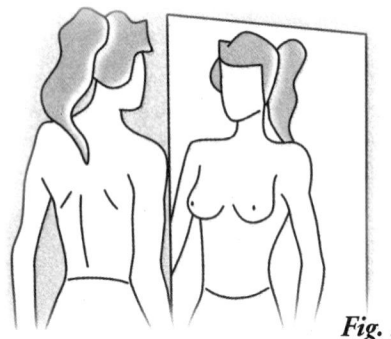

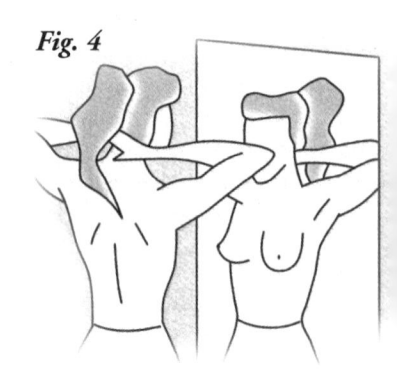

Fig. 3

Verifique se houve mudança na forma e na consistência delas, provocada por inchaço, ou protuberância; note se os mamilos se retraíram, se estão vermelhos ou com crostas. Observe se há pregas na pele ou alguma diferença na sua textura. Se aparecer uma pinta preta, uma espinha, vermelhidão, ou qualquer uma das alterações mencionadas, consulte imediatamente seu ginecologista. Não procure dermatologista, pois esses sintomas na pele podem ser câncer. Quanto antes você se certificar, melhor será.

2. Coloque uma mão sobre a outra acima da cabeça e empurre-as para a frente (*fig. 4*). Note se houve alguma mudança na forma das mamas.

3. Ponha as mãos sobre os quadris e aperte-os com firmeza. Dobre-se um pouco para a frente e verifique se a pele ou a forma das mamas se modificou (*fig. 5*).

4. *Se a mamas ou o mamilo estão doloridos, consulte imediatamente seu ginecologista.*

Palpação

1. Deite-se, apoiando o ombro direito sobre uma almofada. Erga o braço direito. Examine a mama direita com os três dedos centrais da mão esquerda, partindo de fora em direção

Fig. 6

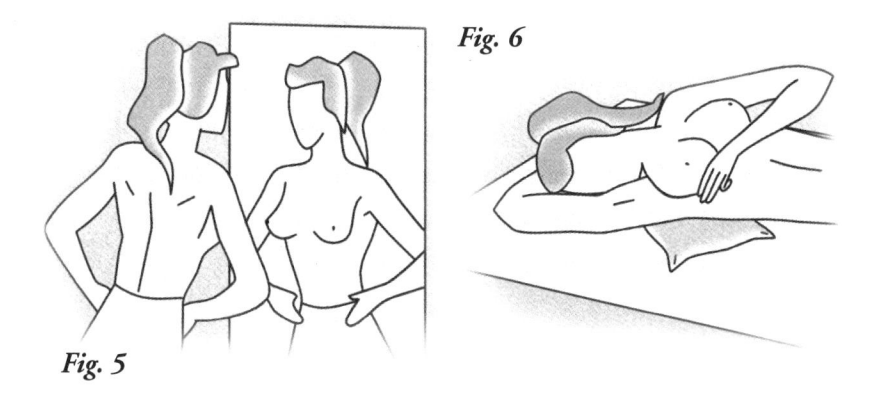

Fig. 5

aos mamilos. Pressione os dedos esticados contra a mama. "Trace" várias linhas até mapear toda a extensão dela (*fig. 6*).

2. Faça vários círculos com os dedos, começando na extremidade da mama, até chegar ao mamilo. Sinta se há algum volume que não tenha notado antes.

3. Coloque agora a almofada embaixo do ombro esquerdo e levante o braço esquerdo. Com os dedos direitos examine a mama esquerda, repetindo o mesmo exame feito na outra mama.

4. Levante-se. Em pé, toque devagar e com delicadeza a mama direita com os dedos da mão esquerda, começando na axila em direção ao mamilo (*fig. 7*).

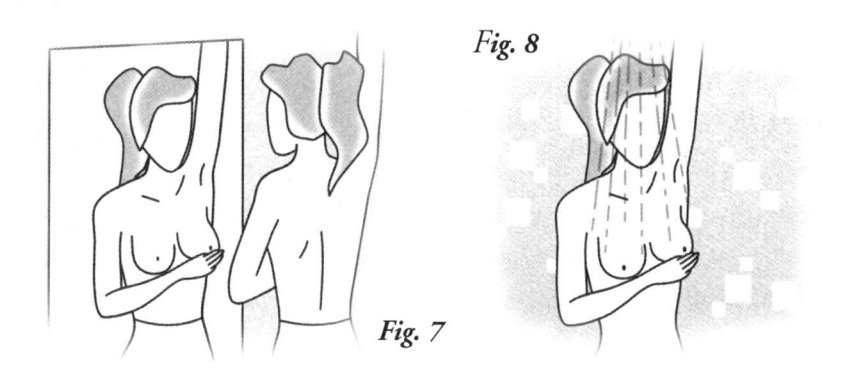

Fig. 8

Fig. 7

5. Agora, com a mão direita, examine a mama esquerda.

6. Os dois exames que acabamos de descrever podem ser feitos com mais facilidade durante o banho, uma vez que as mãos ensaboadas deslizam melhor sobre a pele molhada (*fig. 8*).

É preciso um pouco de experiência para detectar irregularidades. Não faça o auto-exame no período pré-menstrual, época em que as mamas costumam ficar encaroçadas. Qualquer dúvida, consulte seu ginecologista.

Secreção

As três primeiras queixas que as pacientes apresentam ao médico são: dor nas mamas ou mamilos, nódulos e surgimento de secreção (ou fluxo papilar).

A secreção está associada a processos inflamatórios da glândula mamária, contribuindo para distúrbios endócrinos ou tumores de natureza diversa. Na prática, observa-se que 70% dos casos são inerentes ao processo corporal ou originados pela ingestão de medicamentos.

Exame clínico

A palpação das mamas é um processo obrigatório que o ginecologista costuma fazer nas pacientes de qualquer faixa etária durante as consultas de rotina. Se houver alguma dúvida no exame clínico, ou na mamografia, a mulher poderá ser encaminhada ao *mastologista* – médico especializado em mamas. Aproveite o momento em consulta com o médico para esclarecer suas dúvidas. Não tenha medo e siga em frente. É importante esse cuidado, pois já que esses procedimentos visam a detectar casos de câncer, devem ser feitos da melhor forma possível.

O exame clínico é passo fundamental para reduzir a mortalidade por câncer; não deve ser substituído pela mamografia, mas ser complementar a ela.

É importante saber que há nódulos que não aparecem na mamografia, mas podem ser palpáveis. Por isso, faça todos os meses o auto-exame; em caso de dúvida, consulte logo o médico.

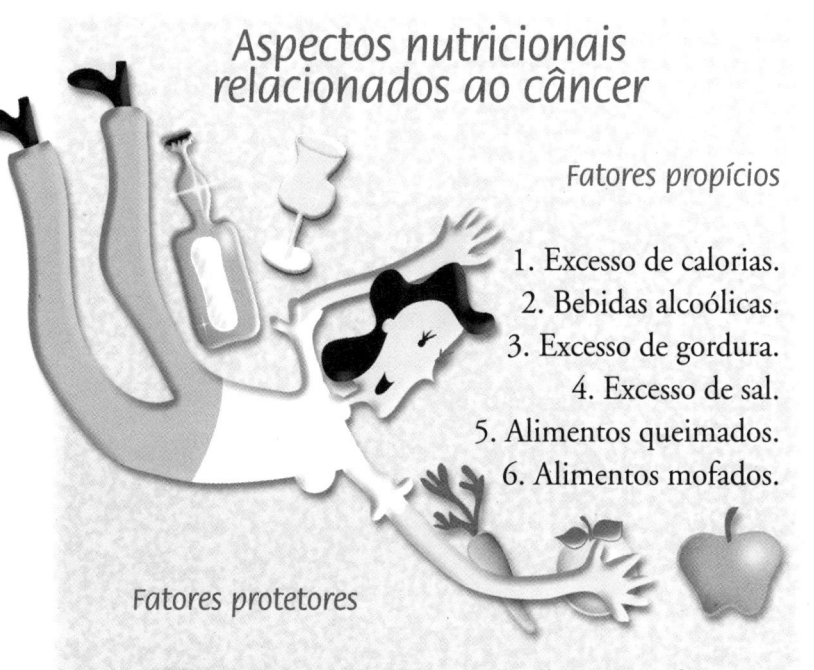

Aspectos nutricionais relacionados ao câncer

Fatores propícios

1. Excesso de calorias.
2. Bebidas alcoólicas.
3. Excesso de gordura.
4. Excesso de sal.
5. Alimentos queimados.
6. Alimentos mofados.

Fatores protetores

1. Fibras (cereais integrais, raízes, legumes e frutas).
2. Cálcio (laticínios).
3. Ácido fólico (encontra-se nas verduras).
4. Fitoestrogênios (hormônios extraídos de produtos naturais como a soja).
5. Antioxidantes (vitaminas A, C e E).

Mamografia

Já faz parte da agenda feminina a visita anual ao ginecologista. Até os 35 anos de idade, sem a existência de fatores de risco, o médico fará apenas o exame clínico e, se necessário, a ultra-sonografia. Entre os 35 e 40 anos, além do exame anual, deve-se fazer uma mamografia basal. A partir dos 40 anos, a mamografia precisa ser realizada todos os anos. Mulheres com histórico familiar de câncer de mama devem antecipar a mamografia basal para a idade entre 30 e 35 anos, e a partir de então realizá-la anualmente.

A mamografia de alta resolução é capaz de detectar microcalcificações e tumores minúsculos, imperceptíveis à palpação. Se a mamografia detectar uma área densa na mama, ela será ampliada no laboratório a fim de ser mais bem analisada.

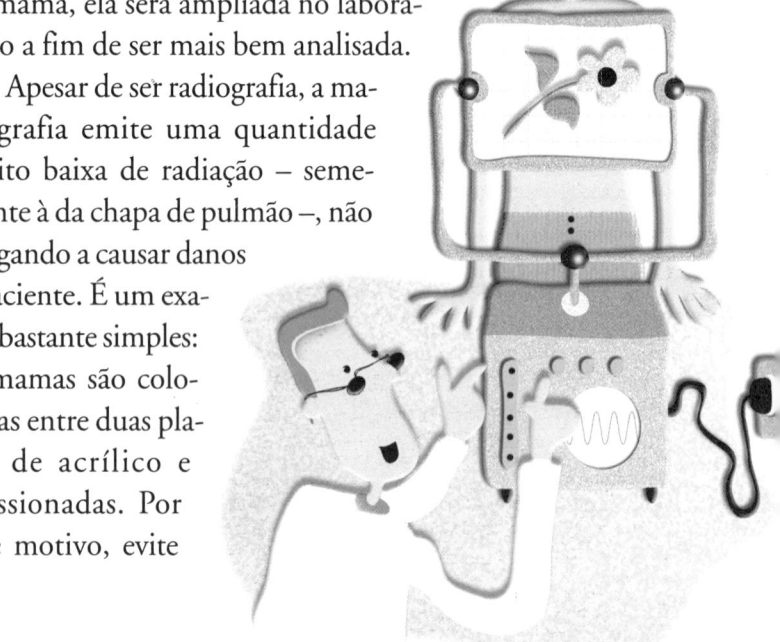

Apesar de ser radiografia, a mamografia emite uma quantidade muito baixa de radiação – semelhante à da chapa de pulmão –, não chegando a causar danos à paciente. É um exame bastante simples: as mamas são colocadas entre duas placas de acrílico e pressionadas. Por esse motivo, evite fazer esse exame antes da menstruação e durante o período menstrual, quando as mamas normalmente ficam mais sensíveis.

Se alguma imagem causar dúvida entre os médicos do laboratório, é provável que eles queiram repetir o exame. Não se preocupe antecipadamente: é melhor que o médico tenha uma imagem bem definida, para poder fazer um diagnóstico correto, do que deixar incertezas. Das muitas vezes em que isso ocorre, poucas revelam câncer; e, se for tumor maligno, será precoce, a tempo de ser tratado com sucesso.

Faça uma consulta anual ao ginecologista e não deixe de realizar os exames recomendados. Saiba que 40% das mortes por câncer de mama poderiam ser evitadas com exames preventivos.

Ultra-sonografia

Se você é jovem e perceber um nódulo no auto-exame, é recomendável fazer uma ultra-sonografia. Com ela obtém-se um diagnóstico diferencial entre um cisto e um tumor sólido.

Os exames de ultra-som são indicados às mulheres jovens, que têm mamas mais densas e menos perceptíveis à mamografia.

A prevenção

O câncer de mama é uma doença intimamente relacionada com o desenvolvimento socioeconômico. Por incrível que possa parecer, quanto mais rica é a região, maior a incidência de certos tipos de câncer, incluindo o de mama.

Vejamos a seguir as mudanças que ocorreram no modo de vida do ser humano, que acabaram propiciando o aumento dos casos de câncer e o que se pode fazer para evitá-lo.

Alimentação

Já está comprovado que o fator alimentar é um dos mais importantes no aumento da incidência de câncer nos países ricos. Nas últimas décadas, a alimentação sofreu grandes e radicais mudanças, especialmente nas metrópoles.

Como dizem alguns nutricionistas, somos o resultado daquilo que comemos. Os comilões costumam ser gordinhos, assim como as pessoas que se alimentam com equilíbrio tendem a ser magras. Mas, além do aspecto físico, há o fator saúde. Os excessos alimentares não trazem benefício algum. Uma dieta rica em gorduras saturadas e carboidratos, e pobre em fibras e vitaminas, é responsável por inúmeras doenças, como os diversos tipos de problemas cardíacos e circulatórios (infartos, derrames, acidentes cardiovasculares, etc.), o câncer e o diabetes.

Bons hábitos alimentares são uma ferramenta importante na prevenção das doenças e proporcionam uma vida mais saudável.

Gordura versus câncer
A maioria dos lípides – componentes das gorduras e de outras substâncias – está relacionada com a degeneração das células, que é uma das causas do câncer. O acúmulo de gordura no organismo favorece maior produção do hormônio feminino estrógeno, e o excesso dessa substância pode estimular o surgimento de células cancerígenas.

Além disso, a obesidade pode trazer malefícios, por isso é interessante se cuidar, evitando engordar, uma vez que a vida de quem faz regime não é nada fácil. Tente manter o peso e fique de olho no que come: por mais difícil que essa tarefa possa parecer, ela é ainda mais fácil que a tentativa de emagrecer.

Todas nós sabemos como é fácil engordar 2 ou 3 quilos, especialmente nas férias. Quando voltamos para casa, temos que suar muito para perdê-los. Depois dos 40 anos, torna-se ainda mais difícil emagrecer, portanto, cuide-se.

Os Estados Unidos, o país mais rico do mundo, são campeões em todos os tipos de câncer. No Brasil, a incidência da doença é maior nas áreas urbanas de maior desenvolvimento, que correspondem ao Sul e ao Sudeste do país.

Apesar de o Japão ser um país rico, enquanto manteve seus hábitos alimentares passava longe do câncer de intestino, pâncreas e mama, do colesterol e das doenças cardiovasculares. A alimentação dos países do Extremo Oriente – Japão, China, Tailândia, Indonésia, Vietnã, Camboja, Laos – é rica em fibras (brotos de bambu e de feijão, soja, cereais, leguminosas, legumes e verduras), cereal (arroz) e peixe. É interessante observar que, dos países mencionados, apenas o Japão começou a apresentar altos índices de câncer. Por ser o mais rico da região, recebe muita influência do Ocidente, o que acabou se refletindo também na alimentação.

As pessoas de maior poder aquisitivo, que tendem a ingerir carne, açúcar e alimentos gordurosos em grande quantidade, correm um sério risco. Do mesmo modo que o fumo e o consumo excessivo de bebidas alcoólicas, a alimentação rica em gorduras saturadas e carboidratos é uma causa importante para o surgimento de tumores malignos.

O hábito de comer fibras, vitaminas e minerais é um fator de proteção contra o câncer de mama, intestino e pâncreas. Portanto, comece já a mudar seus hábitos. No começo, pode ser um pouco difícil, mas, aos poucos, você vai se habituando a apreciar os alimentos mais saudáveis.

A dieta ideal

Não é preciso passar fome nem se tornar obcecada pela alimentação e pela forma física. Não fique com a idéia fixa de emagrecer, nem tome atitudes radicais (o fator psicológico exerce importância fundamental nesse processo).

Não pense, aja. Siga as dicas que apresentamos a seguir, e você vai se sentir melhor – uma dieta balanceada é ótima para o físico e para a mente, além de contribuir para deixar você mais bonita.

Dicas básicas

1. Procure manter um peso adequado, evitando a obesidade.
2. Se está acima do peso, diminua progressivamente a quantidade do que você ingere. Nesse caso, as atitudes drásticas são de curta duração. A saúde e a beleza requerem uma atitude mais consciente: uma mudança que venha para ficar.
3. Evite frituras, carnes vermelhas gordas, miúdos (coração, fígado), toicinho, lingüiças, salsichas e embutidos em geral, leite, iogurte e creme de leite integrais, manteiga e queijos gordos.
4. Prefira carnes brancas e magras (peixe e frango sem pele), legumes, verduras, frutas, cereais integrais (arroz, aveia, cevada, milho, germe e farelo de trigo).
5. Reduza a ingestão de carne vermelha (magra) para duas ou três vezes semanais.
6. Coma de tudo, mas em pequenas quantidades. O ideal é terminar a refeição levemente satisfeita ou até com uma pitadinha de fome. Se você se distrair após o almoço, essa leve fome pode ser saciada no lanche da tarde com uma vitamina, um iogurte desnatado ou uma fruta.
7. Nunca saia da mesa com o estômago pesado ou cheio demais. O excesso alimentar dilata o estômago, provoca mal-

estar, falta de ânimo e até uma certa depressão – além de engordar e fazer mal à saúde.

8. Comece a mudança aos poucos.

a) Reduza a quantidade de óleo – pode-se cozinhar com uma quantidade mínima. Use óleo de girassol, canola ou similar.

b) Substitua os laticínios integrais por desnatados, a carne gorda pela magra e as frituras (batatinha, mandioca, etc.) por legumes preparados no vapor, mas bem temperados (com azeite, ervas aromáticas – hortelã, salsa, tomilho, orégano, alecrim –, tomate, cebola e azeitona), para não terem gosto de "comida de hospital".

c) Acrescente cereais integrais ao seu dia-a-dia – eles contêm fibras. No café da manhã, coma aveia, germe e farelo de trigo com frutas, sucos, leite ou iogurte.

d) Inicie as refeições com um prato grande de salada, com folhas verdes, frutos (tomate, abobrinha, pepino, chuchu, salsão, erva-doce), raízes (cenoura, beterraba, mandioquinha), cogumelos, brotos de feijão e de bambu. Varie bastante: coma uma salada diferente a cada dia, sempre com ingredientes de que você gosta.

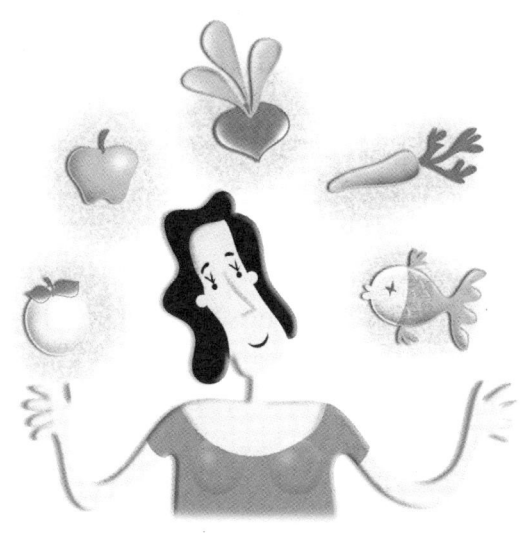

Uma salada completa e variada, bem temperadinha, acompanhada de um filé de frango ou peixe, é uma deliciosa refeição de verão.

e) Troque o doce pela fruta.

f) Experimente arroz integral – se gostar dele, coloque-o no lugar do arroz branco (que é o mesmo arroz, só que polido, sem as propriedades do integral). Faça o mesmo com o pão.

9. Depois que fizer todas as substituições, diminua as quantidades, se necessário. Mas não passe fome nem pule as refeições – quanto mais tempo ficar sem se alimentar, mais você comerá na próxima refeição, o que será muito pior.

10. Se possível, deixe a sobremesa para o lanche. Em vez de comer fruta, gelatina ou pudim depois do almoço, eles serão a sua refeição da tarde.

11. Limite o consumo de bebidas alcoólicas.

12. Coma devagar e mastigue bem. A refeição é um prazer – não há pressa –, e os alimentos bem mastigados saciam melhor a fome. Evite conversar enquanto se alimenta.

A lista é extensa, mas, se você analisar, não é nada assustadora. São pequenas alterações que farão muita diferença.

Nódulos e cistos

Se você detectar um nódulo na mama, não se impressione, pois a maioria deles não é de origem cancerosa. O tecido mamário é irregular, e às vezes surge uma formulação nodular; mas, se você palpar um carocinho, procure o médico imediatamente. A medicina preventiva ainda é um dos principais remédios na cura de todo tipo de doença.

A maioria dos nódulos é benigna – não cresce rápido nem invade outras partes do corpo. Os nódulos palpáveis podem ser de origem benigna ou maligna. Os benignos mais freqüentes são nódulos – como fibroadenomas (sólidos), lipomas e hiperplasias ductais – e cistos.

Os *fibroadenomas* costumam ser mais comuns em jovens na faixa dos 20 anos. Geralmente, o médico encaminha a paciente para o exame de ultra-som, a fim de confirmar o diagnóstico. Os fibroadenomas são tumores benignos freqüentes, que não precisam necessariamente ser retirados. Se o médico optar pela retirada do tumor, será feita uma pequena cirurgia, com anestesia local.

Os *cistos* também são de origem benigna, sendo as alterações mais comuns nas mamas. Em geral são dolorosos e aumentam de tamanho antes da menstruação, mas não se tornam malignos. Costumam afetar as mulheres de 30 a 50 anos de idade e tendem a desaparecer na menopausa.

Os cistos são identificáveis pela ultra-sonografia. Muitos ficam grandes e doloridos; nesse caso, eles são drenados através de uma agulha fina para a retirada do líquido, que será examinado a fim de se determinar o tipo de célula.

Uma mulher pode passar toda a vida sem nunca ter um cisto, pode vir a ter apenas um, ou vários – o importante é que faça acompanhamento médico constante.

A *biópsia*

Quando o exame detecta um problema e o médico pede uma biópsia, qualquer pessoa sente medo e é invadida por uma enorme angústia. A dúvida e a incerteza minam o pensamento – é um período difícil, mas a mulher tem de ser forte, pois há diversas formas de tratamento e cura, e os métodos estão mais humanos e menos invasivos.

Existem três procedimentos de biópsia: por punção (extrai-se líquido do nódulo), por corebiópsia ou mamotomia, ou por uma cirurgia propriamente dita, na qual se retira o tumor e se faz a sua análise.

O diagnóstico

Se o diagnóstico for positivo, não se desespere. Tente inverter o processo, refletindo como foi positivo ter descoberto uma doença a tempo de ser tratada. Saiba que o tumor pode ser retirado sem dano algum ao aspecto estético da mama – não haverá qualquer alteração aparente. Só em casos muito graves, e mais raros, é que se extrai toda a glândula mamária – depois que o ginecologista termina sua parte, o cirurgião plástico reconstrói a mama, retirando tecido do abdome ou das nádegas. A paciente fica livre do tumor, mas mantém o seio.

No caso de um tumor maligno, anote todas as dúvidas que tiver e peça ao médico para respondê-las. É fundamental saber o que acontece com nosso corpo para podermos tratá-lo de acordo. Conte tudo o que sente ao ginecologista. Converse muito, informe-se, desabafe, chore – não guarde mágoas, livre-se delas e pense na cura.

O diagnóstico precoce é de fundamental importância na cura, e muitas vezes ele não ocorre porque a mulher descobre um carocinho mas não vai ao médico, com medo de estar com câncer e ter de retirar a mama.

Procure ter uma atitude positiva – detectado a tempo, o câncer de mama é curável e pode ser tratado de diversas formas. Se for descoberto no início, não será preciso retirar a mama.

O câncer de mama

A possibilidade de uma mulher vir a ter câncer de mama aumenta no decorrer da vida, principalmente após a menopausa: a maior incidência surge após os 45 anos de idade. Em mulheres mais jovens, o risco é bem menor.

A medicina ainda não descobriu por que o câncer ocorre, mas sabe que um tumor pequeno pode ser curado – por isso os exames preventivos são tão importantes.

Todos os seres vivos são formados por milhões de células, que representam as menores unidades de vida. Cada célula pode se reproduzir, formando novas células.

À medida que algumas células morrem, o corpo produz novas, mantendo o equilíbrio do organismo. Quando elas começam a ser produzidas descontroladamente, de modo a haver muito mais células nascendo do que morrendo, forma-se um tumor, que pode ser benigno ou maligno.

O *tumor benigno* cresce lentamente; ao atingir determinado tamanho, pára de crescer e não atinge outros órgãos. A maioria dos nódulos que surgem nas mamas é de origem benigna.

O *tumor maligno, ou câncer,* cresce sem parar, de forma desordenada e inexplicável, invadindo as células normais à volta.

Se um tumor maligno for descoberto logo que se forma, ou quando está circunscrito a uma região do corpo, é muito mais fácil tratá-lo. Mas, se crescer sem tratamento, algumas células podem se destacar do nódulo inicial e alcançar outras áreas do corpo. Quando essas células "malucas" se espalham, ocorre o que se chama de "metástase", ou seja, o câncer ocupando mais de uma parte, ou órgão, do corpo humano. Os pulmões, o fígado, o cérebro e os ossos são as áreas que mais sofrem ao ser atingidas pelas células cancerosas.

É muito importante que a paciente compreenda bem o que está ocorrendo em seu corpo para que participe do tratamento, a fim de se recuperar totalmente, tanto no aspecto físico quanto no aspecto psicológico e emocional.

Novas descobertas

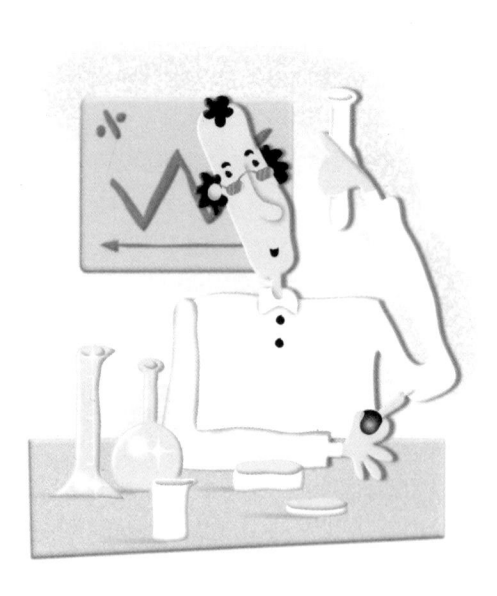

Um dos maiores avanços para a cura do câncer foi o aprendizado recente de que as células cancerígenas têm diversos receptores que causam uma divisão ininterrupta das células. Os cientistas estão estudando a forma de desenvolver novos tratamentos para interromper esse processo.

Diagnóstico precoce

Descobrir a doença no início significa ter um diagnóstico precoce. Quanto mais cedo for detectado o câncer de mama, mais fáceis e rápidos serão o tratamento e a cura.

Muitas mulheres têm medo tanto da doença como do tratamento, por isso evitam a consulta ao ginecologista, ou não fazem os exames recomendados. Fique atenta, pois esse não é o caminho correto. Se você perceber um carocinho na mama, consulte imediatamente o médico.

Lembre-se de que, nesse caso, o tempo é o maior inimigo da cura. O ideal é detectar o nódulo pela mamografia, ou o auto-exame, quando está bem pequenininho: dessa forma não será preciso retirar a mama – que é o que a maioria das mulheres mais teme.

Fatores de risco

Os especialistas relacionam os seguintes fatores como favoráveis ao surgimento do câncer de mama:

1. *Idade*. Por causa do envelhecimento das células, acima dos 45 anos é maior a possibilidade de contrair esse tipo de câncer.

2. *Histórico familiar*. Parentesco de primeiro grau – mãe, filha, irmã que teve câncer de mama antes dos 50 anos.

3. *Paciente com histórico anterior de câncer de mama*. Há maior possibilidade de surgir outro; portanto, deve-se redobrar os cuidados para evitá-lo.

4. *Causas endócrinas (como obesidade e hipotiroidismo) e metabólicas (alterações hormonais)*. Como vimos, o peso muito acima da média e a alimentação rica em gordura é fator de risco. Tenha uma dieta o mais saudável possível e faça acompanhamento médico constante durante o climatério – período em que se inicia a diminuição da produção de estrógeno e progesterona (por volta dos 45-50 anos), causando a falta de regularidade da menstruação e culminando com a menopausa, que representa o fim do ciclo menstrual.

A menstruação prolongada inclui-se neste item. Mulheres com ciclo menstrual longo – começando muito cedo e terminando tarde – correm mais risco, pois vivem mais tempo sob o efeito do estrógeno, assim como as mulheres que engravidam pela primeira vez após os 30 anos e aquelas que não tiveram filhos. Isso porque, durante a gravidez, o corpo pára de produzir o estrógeno mais forte (estradiol) e o substitui pelo mais fraco (estriol), que tem a capacidade de ocupar os mesmos receptores do estradiol, realizando, dessa forma, uma proteção às mamas.

5. *Fumo e álcool.* Mulheres que não fumam e não bebem, ou bebem moderadamente, correm menos risco. O fumo aumenta a incidência de qualquer tipo de câncer.

6. *Fatores ambientais.* A exposição a alguns produtos químicos, como o benzeno, e a radiações ionizantes tem efeito cancerígeno nas mamas. Quanto maior a exposição ou radiação recebida e menor a idade da pessoa, maior o risco de desenvolver a doença.

7. *Lesões benignas na mama.* Alguns nódulos benignos, como as hiperplasias atípicas, podem vir a se transformar em malignos.

8. *Causas imunológicas.* Problemas orgânicos, provocados por vírus ou doença que diminua muito a resistência, problemas emocionais, em conseqüência da perda de uma pessoa querida, como marido ou filho, assim como um estresse violento, aumentam a predisposição ao câncer de mama.

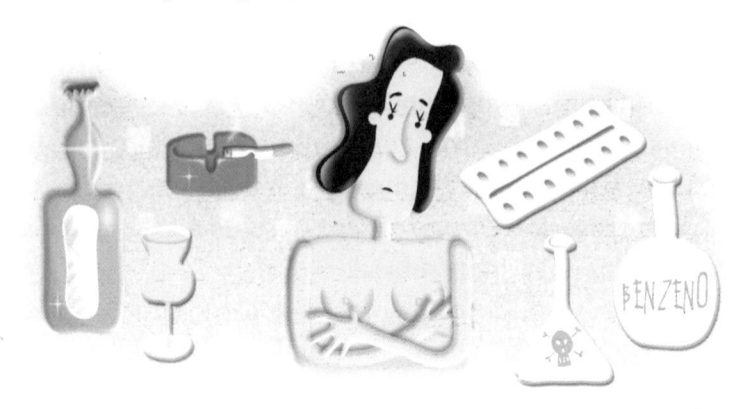

9. *Terapia de reposição hormonal*. Se ela for absolutamente necessária, é melhor fazê-la do que correr um risco ainda maior. A reposição hormonal é fundamental para evitar doenças cardiovasculares – responsáveis pelo maior número de mortes no Brasil – e o mal de Alzheimer, por isso se deve pesar bem essa decisão. As pesquisas mostram que a relação do câncer de mama com a reposição hormonal se manifesta após 10 anos da ingestão do hormônio. *Recomenda-se à mulher com histórico familiar da doença que não tome hormônios, exceto se os problemas que vier a ter forem muito graves.*

10. *Pílula anticoncepcional*. O risco para as usuárias de pílula é temporário, pois ele é anulado depois de 10 anos que se pára de tomá-la.

Se você está incluída em vários fatores de risco, faça o autoexame e a palpação das mamas todos os meses e os exames especializados a cada semestre.

Histórico familiar

O fator genético é um elemento bastante importante, uma vez que 30,4% dos casos são de origem hereditária. Se sua mãe, irmã ou filha teve câncer de mama, fique atenta. Obtenha o máximo de informações possível com sua parente – como e com que idade o tumor foi detectado, o diagnóstico e o tratamento – e relate tudo ao médico.

Podemos herdar um dos genes do câncer de nossos pais ou mães, mesmo que eles nunca tenham desenvolvido a doença. Se você tem histórico familiar, previna-se, realizando os exames com maior periodicidade – a cada 6 meses.

Em casos raros e muito específicos, pode-se fazer um estudo genético da paciente como fator preventivo. O exame de mutações nos genes BRCA1 e BRCA2 pode indicar se há risco de a pessoa vir a desenvolver um tumor maligno. Só o médico, porém, poderá avaliar a necessidade de um exame tão específico.

Os benefícios da amamentação

As pesquisas apontam que as mulheres que amamentaram um ou dois filhos têm menos possibilidade de contrair câncer de mama que aquelas que nunca amamentaram. Além de fortalecer o bebê, a amamentação age como um fator protetor da mãe, pois nesse período a mulher não sofre os efeitos do estradiol, o estrógeno mais forte. O fato é que não é a quantidade desse hormônio sexual que pode ser maléfica, e sim a sua ação prolongada.

O tratamento

Os progressos da medicina têm possibilitado, cada vez mais, tratamentos menos invasivos, com medicamentos específicos e sem efeitos colaterais tão desagradáveis.

Quanto antes o problema for percebido, mais rápido e definitivamente se chegará à solução. Cada tipo de tumor na mama requer um ou mais cuidados, que podem icluir cirurgia, radioterapia, quimioterapia e hormonioterapia. A escolha do tratamento dependerá do tamanho e do grau de invasão do tumor e do tipo histológico. Se tiver dúvidas sobre os procedimentos, não deixe de esclarecê-las com seu médico.

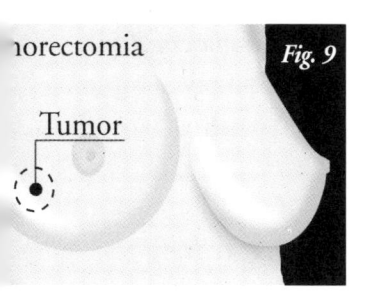

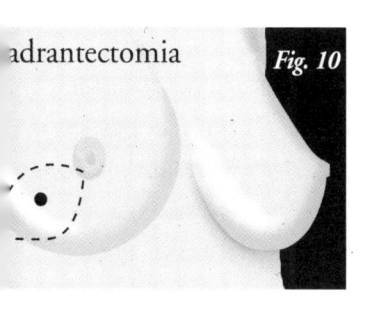

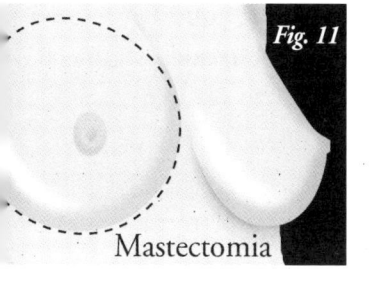

Cirurgia

Há diversos tipos de operação para a retirada de um tumor maligno: a tumorectomia ou setorectomia, a quadrantectomia e a mastectomia (*figs. 9, 10 e 11*).

As duas primeiras técnicas são as mais utilizadas. Quando o câncer está localizado na célula (carcinoma *in situ*), retira-se o tumor e uma pequena área em torno dele (*tumorectomia*), ou um quarto da mama (*quadrantectomia*). Duas a três semanas após a operação, a paciente deverá fazer radioterapia.

Se o tumor estiver crescido ou for agressivo, a indicação médica é a *mastectomia*, que representa a retirada total da mama. No mesmo processo cirúrgico é feita a reconstrução da mama com gordura retirada da barriga, de modo que a mulher fique com os seios do mesmo tamanho e com o mesmo formato. Isso é fundamental para o equilíbrio psicológico e a autoconfiança de qualquer pessoa – com o corpo inteiro, a recuperação fica muito mais fácil.

Há três possibilidades de mastectomia: a *conservadora* – representa a extração da mama; a *dissecção axilar* – inclui a retirada dos gânglios linfáticos dos três níveis das axilas; e a *radical* – retira também o músculo peitoral maior. A mastectomia radical é rara, sendo efetuada apenas quando o músculo é atingido pelo tumor.

Radioterapia

O tratamento por *radiação* é empregado para bloquear o crescimento das células. Pode ser feito antes da cirurgia (com o objetivo de diminuir o tumor), ou depois (para evitar que a doença volte a atacar).

A radioterapia utiliza equipamento sofisticado e deve ser muito bem calculada, para que os raios não atinjam as partes sadias do corpo. É feita de segunda a sexta-feira, durante 5 a 6 semanas.

A radioterapia tem efeito local. Os efeitos colaterais gerais são leves, como fraqueza e falta de apetite. Nesse período, é importante manter os hábitos alimentares e todas as atividades cotidianas, sem nenhuma restrição.

Os efeitos locais mais freqüentes surgem a partir da segunda semana de tratamento. São eles: vermelhidão na área tratada, descamação, escurecimento e aumento da sensibilidade dos tecidos que receberam a radiação.

Quimioterapia

A *terapia química* é feita com medicamentos muito fortes e age no corpo todo. Quando o tumor é grande, a quimioterapia é o tratamento pós-cirúrgico recomendado, a fim de destruir as células malignas na corrente sanguínea. A quimioterapia é indicada para pacientes cujo tumor atingiu os gânglios das axilas, mesmo que na mama ele seja pequeno.

Já existe quimioterapia em forma de pílula. O tratamento tradicional é feito por via endovenosa: os medicamentos atingem as células cancerosas, que crescem e se dividem muito. Acontece que há células sadias com essas características que também são atingidas, como:

1. *Células que produzem os glóbulos vermelhos e os glóbulos brancos do sangue.* Conseqüência: anemia e falta de resistência a infecções.
2. *Células do sistema reprodutor.* Conseqüência: interrupção da menstruação e dificuldade para engravidar.
3. *Células do aparelho digestivo.* Conseqüência: enjôo, vômito e diarréia.
4. *Folículos pilosos, que têm sua nutrição alterada.* Conseqüência: queda dos cabelos.

Recomendações

Nos dias da quimioterapia, coma apenas alimentos leves, tipo saladas, verdura e legumes, cereais, carnes brancas cozidas ou assadas e frutas. Tome muita água, chá e sucos e evite frituras, alimentos gordurosos e pesados. Algumas pessoas sentem náuseas; outras, uma sensação de queimação.

Se durante a aplicação sentir dor no braço, ou em outra parte do corpo, avise imediatamente a enfermeira.

Procure levar vida normal, mantendo o máximo possível as atividades diárias.

Hormonioterapia

O câncer de mama e os hormônios femininos, especialmente o estrógeno, podem ou não estar relacionados. Essa relação só é descoberta a partir de um teste feito nas células do tumor, depois que ele é retirado. O exame mede a dosagem dos receptores de estrógeno para avaliar se a terapia por hormônios será recomendada.

O tratamento hormonal é preventivo, sendo feito após a cirurgia, sob a forma de comprimidos; dura em média 5 anos.

Recuperação

Após uma cirurgia de extração da mama e dos gânglios linfáticos (mastectomia com dissecção axilar ou mastectomia radical), a paciente deve seguir uma série de exercícios, a fim de agilizar a movimentação do braço do lado operado. Esses movimentos devem ser feitos para evitar os seguintes inconvenientes:
. dor e dificuldade para mover o ombro;
. insensibilidade no alto e na parte interna do braço;
. inchaço.

Programa de exercícios

Após a cirurgia
Afastar o braço do corpo e apoiá-lo sobre um travesseiro, deixando a mão e o cotovelo mais altos que o ombro.

Fig. 12

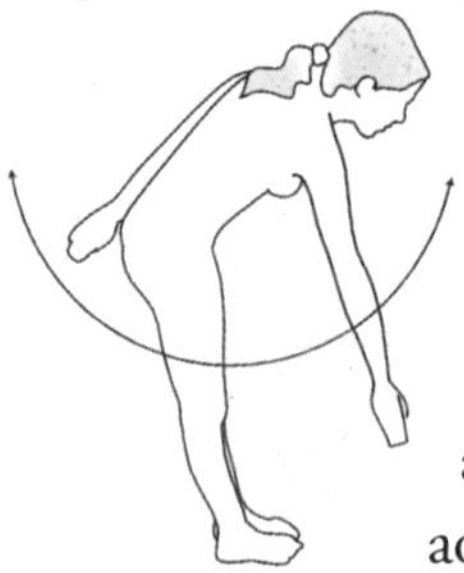

No dia seguinte
1. Fazer dez círculos, lentamente, com o punho, o cotovelo e o ombro – três vezes ao dia.
2. Pegue uma bolinha de tênis, ou menor, e aperte-a durante 5 minutos. Repita três vezes ao dia.

Fig. 13

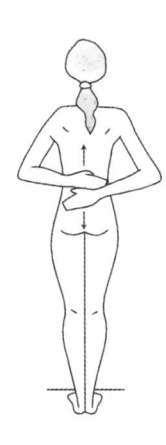

Após o 4.º dia

1. *Movimento pendular.* Incline-se para a frente e movimente os braços como se fossem um pêndulo (*fig. 12*). Continue inclinada e mexa os braços para o lado. Repita dez vezes.

2. *Imite a formiguinha.* Alongue o braço e o cotovelo e suba a parede com os dedos durante 5 segundos. Repita dez vezes.

Fig. 14

3. *Abotoe o vestido.* Com as costas eretas, coloque os braços nas costas. Erga e abaixe as mãos ao longo das costas (*fig. 13*). Durante 5 segundos pare as duas mãos no ponto mais alto que conseguir; repita o movimento no ponto mais baixo que puder atingir. Repita dez vezes.

4. *Braços alongados.* Alongue os braços, com as palmas das mãos voltadas para cima, e levante-os até ficarem paralelos ao solo (*fig. 14*). Mantenha por 10 segundos e abaixe, sem dobrar os cotovelos. Repita dez vezes.

Fig. 15

5. *Braços erguidos.* Com as palmas das mãos para baixo, levante os braços até ficarem na posição vertical, ao lado da cabeça. Mantenha por 10 segundos e abaixe. Repita dez vezes.

6. *Pegue a orelha.* Passe o braço do lado operado por cima da cabeça até tocar a orelha do lado oposto com os dedos. Fique na posição por 10 segundos e relaxe (*fig. 15*). Repita dez vezes.

Observações

. Todos os exercícios devem ser feitos sob orientação médica. As primeiras séries serão feitas sob a supervisão da fisioterapeuta, ou enfermeira, que a orientará adequadamente.

. Faça os movimentos na frente do espelho para observar se estão sendo executados corretamente. Eles não devem ser cansativos – se ficar cansada, pare um pouco e retome alguns minutos depois.

. As dez repetições irão aumentando gradualmente até chegar a cinqüenta. O médico e a fisioterapeuta vão indicar o momento certo para isso.

. Durante 3 meses após a cirurgia, repita todo o programa três vezes ao dia.

. Seja constante: a sua recuperação completa depende disso.

Alguns cuidados a tomar

Durante alguns meses após a cirurgia, tome alguns cuidados simples, mas bastante importantes.

No dia-a-dia

. Não carregue peso nem faça esforço excessivo.

. Evite fazer movimentos repetitivos.

. Vista roupas com mangas folgadas e punhos soltos.

. Não use pulseira nem relógio muito justos.

. Hidrate e nutra a pele do corpo todo – a radioterapia e a quimioterapia ressecam a pele.

. Não se exponha muito ao sol. Evite o sol das 10 às 16 horas.

. Procure não machucar, arranhar ou queimar a pele.

. Ao fazer as unhas, não tire a cutícula.

. Utilize luvas de borracha para lavar louça, roupa e fazer jardinagem.

. Coloque dedal para costurar ou bordar.
. Use luvas acolchoadas para retirar assadeiras do forno.

Outras recomendações
. Não tome vacina, injeção nem faça exame de sangue.
. Evite locais em que possa ser picada por insetos.
. Não meça a pressão arterial.
. Não use produtos de limpeza fortes nem substâncias irritantes que possam ressecar a pele.

Aspectos psicológicos

A palavra câncer tem um estigma muito forte. Até hoje as pessoas antigas não gostam nem de pronunciá-la; usam "doença ruim", "doença grave" e outros artifícios como sinônimo. O câncer estava relacionado a um mal fatal: por isso os antigos evitavam até mencionar a palavra, para não condenar o doente.

Criou-se uma aura muito negativa em torno do câncer, mas as pesquisas científicas progrediram muito, chegando à cura de diversos tipos de câncer, inclusive o de mama. É uma doença grave, e por isso mesmo deve ser desvendada a todos, para que o conhecimento das causas e sintomas evite o seu aparecimento. O conhecimento proporciona segurança – a pessoa sabe com o que está lidando e pode procurar o médico quando o mal está no início. Como já dissemos, um tumor de 1 ou 1,5 cm é retirado imperceptivelmente.

Esse tipo de temor não existe em relação às doenças cardíacas, que muitas vezes matam de repente, sem que haja tempo de prestar socorro à vítima. Portanto, chegou o momento de nos livrarmos desse medo.

Ao receber a notícia de um tumor maligno, qualquer pessoa fica arrasada: é uma surpresa que ninguém espera. Não é nada fácil enfrentar a situação. Depois do choque inicial, informe-se o máximo possível com seu médico. Leia publicações modernas sobre o assunto, conheça os novos métodos de tratamento, converse com pessoas que enfrentaram o problema recentemente. Munida de dados, você estará mais segura para digerir a notícia.

O câncer de mama é em grande parte curável – é isso o que importa. Repetimos: são raros os casos em que o tumor foi descoberto tão tardiamente que já se havia disseminado pelo organismo.

Tente desligar-se da doença; procure pensar no tratamento e na cura. Não é fácil, mas faça um trabalho psicológico, uma força extra para encarar o assunto de modo positivo. A força interior e o otimismo exercem influência extremamente benéfica tanto no físico quanto no emocional. Uma mente forte e equilibrada auxilia o corpo a lutar contra a doença. Lembre-se de que você ainda tem muitos sonhos a realizar.

Fique aberta ao apoio dos familiares – o carinho das pessoas queridas é fundamental nesse momento – e tenha fé: em Deus, na medicina e em si mesma. Pense que você vai ficar boa – afaste as idéias negativas.

Depois da cirurgia, os médicos costumam recomendar uma terapia. Conversar com um psicólogo vai auxiliá-la incrivelmente. Pode ser uma terapia breve, o tempo suficiente para livrá-la desse fantasma chamado **câncer.**

A cirurgia já acabou, você está bem, fará os tratamentos preventivos para evitar que a doença volte a se manifestar. Todas nós estamos sujeitas a ela. Então, o melhor é viver a vida com alegria e bons olhos. Seja feliz; ame as pessoas próximas: o amor ainda é uma das melhores curas!